Docteur Emmanuel FAJON

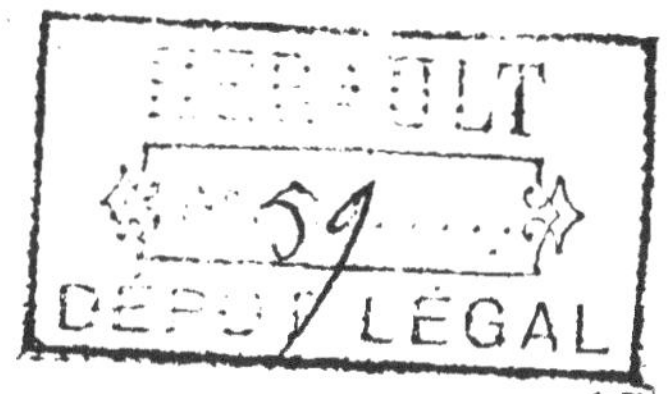

Grossesse

et

Syndrome Parkinsonien

Post-Encéphalitique

Montpellier
Firmin & Montane
1922

GROSSESSE ET SYNDROME PARKINSONIEN
POST-ENCÉPHALITIQUE

Grossesse et Syndrome Parkinsonien

POST-ENCÉPHALITIQUE

PAR

Emmanuel FAJON

DOCTEUR EN MÉDECINE

INTERNE A L'HOTEL-DIEU D'AIX-EN-PROVENCE

EXTERNE DES HOPITAUX DE MARSEILLE

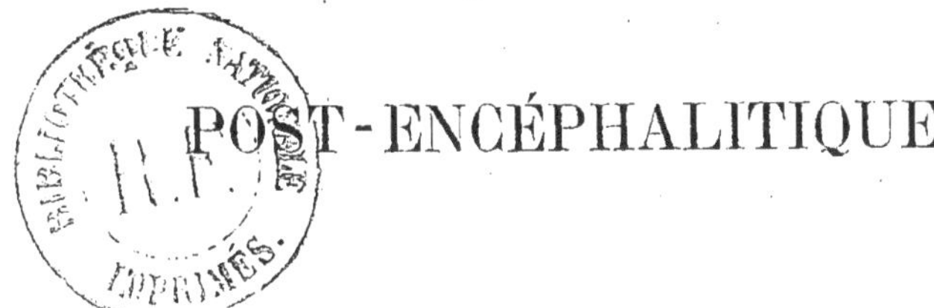

MONTPELLIER
IMPRIMERIE FIRMIN ET MONTANE
RUE FERDINAND-FABRE ET QUAI DU VERDANSON
1922

PERSONNEL DE LA FACULTÉ

Professeurs

Anatomie	MM. GILIS.
Histologie	VIALLETON.
	GRYNFELTT
Physiologie	HEDON.
Physique médicale	N...
Chimie biologique et médicale	DERRIEN, doyen.
Botanique et histoire naturelle médicales	GRANEL.
Anatomie pathologique	MASSABUAU.
Microbiologie	LISBONNE.
Pathologie et thérapeutique générales	BOSC.
Pathologie interne	N...
Thérapeutique et matière médicale	VIRES.
Hygiène	BERTIN-SANS (H.)
Médecine légale et toxicologie	N...
Clinique médicale	DUCAMP.
	VEDEL.
	TEDENAT.
Clinique chirurgicale	FORGUE, assesseur
	VALLOIS.
Clinique obstétricale	MAIRET.
Clinique des maladies mentales et nerveuses	TRUC.
Clinique ophtalmologique	N...
Clinique des maladies des enfants	ESTOR.
Clinique chirurgicale infantile et orthopédie	De ROUVILLE.
Clinique gynécologique	MOURET.
Clinique d'oto-rhino-laryngologie	JEANBRAU.
Clinique des maladies des voies urinaires	

Honorariat

Doyens honoraires: MM. VIALLETON et MAIRET.

Professeurs honoraires : MM. E. BERTIN-SANS, RODET et BAUMEL

Secrétaires honoraires: MM. GOT et IZARD

Chargés de Cours complémentaires

Anatomie	GRYNFELTT.
Clinique propédeutique de chirurgie	MM. RICHE.
Clinique propédeutique de médecine	RIMBAUD.
Clinique des maladies des vieillards	EUZIERE.
Clinique des maladies syphilitiques et cutanées.	MARGAROT
Médecine opératoire	SOUBEYRAN.
Pathologie chirurgicale	ETIENNE.
Accouchements	DELMAS (P.).
Pharmacologie	GALAVIELLE.
Matière médicale	CABANNES
Clinique des maladies des enfants	LEENHARDT.
Stomatologie	Dᵗ WATON.
Histologie	Dr. GRANEL F.

Agrégés en exercice

Médecine ...	MM. LEENHARDT. GAUSSEL. EUZIERE. RIMBAUD MARGAROT.	Chirurgie.....	MM. RICHE. ETIENNE. LAPEYRE.
Anatomie.......	DELMAS (J.)	Accouchements..	DELMAS (P.)
Chimie........	MESTREZAT	Histoire natur.	GALAVIELLE CABANNES
		Physique.......	PECH.

Examinateurs de la thèse:

MM. DUCAMP, professeur, *président.*   MM. RIMBAUD. agrégé.
De ROUVILLE. professeur.   MARGAROT. agrégé.

A LA MÉMOIRE DE MES GRANDS-PARENTS

Hommage de filiale piété.

A MA MÈRE

A MON PÈRE

A MA SOEUR

En témoignage de ma très vive affection.

E. FAJON.

A MES PARENTS

A LA MÉMOIRE DE MON CAMARADE TANT REGRETTÉ
LE MÉDECIN AUXILIAIRE PAUL PÉLISSIER
Mort pour la Patrie

A MES AMIS

E. FAJON.

A MONSIEUR LE PROFESSEUR ROGER

PROFESSEUR DE CLINIQUE NEUROLOGIQUE A L'ÉCOLE DE MÉDECINE
DE MARSEILLE

Il nous inspira ce sujet de thèse et nous prodigua ses conseils les plus précieux. Nous lui adressons nos sentiments reconnaissants et respectueux.

A MON PRÉSIDENT DE THÈSE
MONSIEUR LE PROFESSEUR DUCAMP

PROFESSEUR DE CLINIQUE MÉDICALE A LA FACULTÉ DE MÉDECINE
DE MONTPELLIER
CHEVALIER DE LA LÉGION D'HONNEUR

A NOTRE JURY DE THÈSE

E. FRJON.

A MES MAITRES

DES HOPITAUX DE MARSEILLE

A MES MAITRES

DE L'HOTEL-DIEU D'AIX-EN-PROVENCE

A MES MAITRES

DE LA

FACULTÉ DE MÉDECINE DE MONTPELLIER

E. FAJON.

GROSSESSE ET SYNDROME PARKINSONIEN

POST-ENCÉPHALITIQUE

INTRODUCTION

Nous avons étudié, sur les conseils de notre maître, M. le professeur Roger, l'évolution de grossesses au cours d'encéphalites chroniques parkinsoniennes.

Il nous a paru intéressant avant d'aborder notre sujet, de décrire cliniquement ces formes encéphalitiques chroniques, puis d'exposer quelques considérations sur les influences réciproques de l'encéphalite aiguë et de l'état gravidique.

Tel est le plan que nous avons suivi.

APERÇU GENERAL
SUR LES SYNDROMES PARKINSONIENS
ET EN PARTICULIER
SUR LE SYNDROME PARKINSONIEN
POST-ENCEPHALITIQUE

Les états parkinsoniens constatés comme séquelles d'encéphalite léthargique lors de la récente épidémie, ont été définis anatomo-cliniquement et rattachés à la maladie de Parkinson classique. Cette dernière affection apparait d'après Souques non plus comme une entité morbide, mais comme un syndrome superposable aux états précédents. En effet, dans son rapport des 3 et 4 juin 1921, ce dernier auteur insiste sur le siège constant des lésions anatomiques qui, par sa fixité, définit et réalise le syndrome. La nature et la cause de la lésion importeraient peu. Il convient donc au début de cette étude, de préciser tout d'abord la topographie des régions nerveuses intéressées.

C'est au niveau des noyaux gris centraux qu'elles seront constatées. Ces noyaux, on le sait, apparaissent sur la coupe horizontale de Flechsig, groupés de part et d'autre de la capsule interne, noyau lenticulaire en dehors, noyau caudé et thalamus en dedans. Le noyau lenticulaire est subdivisé lui-même en deux segments, l'un externe ou putamen, l'autre interne ou pallidum.

En outre, les connaissances nouvelles d'histologie, d'anatomo-physiologie et même d'anatomie comparée, établissent que le noyau caudé doit être rapproché de la portion externe du noyau lenticulaire; ce groupement étant considéré comme un même système: le système strié ou striatum.

La seconde portion du noyau lenticulaire porte le nom de pallidum. Ce noyau, par ses cellules à cylindraxes longs est en relation avec la couche optique, et les noyaux gris de la région sous-thalamique; noyau rouge, corps de Luys, locus niger, lesquels contribuent à former une voie motrice extra-pyramidale.

Au point de vue physiologique, chaque noyau correspond à des fonctions définies: le thalamus est un centre sensitif, le système strio pallidal est un centre moteur, mais l'on peut encore différencier fonctionnellement le striatum du pallidum dans ce dernier systême. La pathologie nous apprend en effet que le striatum serait la localisation du centre des mouvements automatiques (d'où la production des mouvements involontaires, myocloniques, choréiques, athétosiques); le pallidum le centre du tonus musculaire (d'où l'hypertonie et la rigidité musculaire des affections pallidales.

C'est dans ce sens que l'on a pu dire qu'il existait à côté du centre supérieur de motricité volontaire (frontale ascendante et pariétale ascendante), un centre supérieur de motricité automatique: corps strié et couche optique.

En ce qui concerne le siège des lésions parkinsoniennes, les auteurs apportent des opinions légèrement différentes. Les uns avec Ramsay, Hunt, le situe dans le pallidum, les autres avec Trétiakoff et Foix, au niveau du locus niger et du noyau rouge. Notons que ces deux opinions sont conciliables si l'on admet avec Mirto, l'identité du globus pallidus et du locus niger.

Quelle est la nature de ces lésions?

Macroscopiquement, on a pu constater la présence de tumeurs, de foyers hémorragiques, ou d'états lacunaires, ces faits sont rares, le plus souvent les lésions sont microscopiques et relèvent de fines altérations histologiques. Toutefois le processus est un peu différent suivant que l'on considère la maladie de Parkinson classique du vieillard ou le parkinsonisme des convalescencents d'encéphalite. Chez les premiers, les lésions sont d'ordre atrophique et dégénératif; chez les derniers les lésions sont actives, accompagnées de phénomènes réactionnels et paraissent être sous la dépendance d'un processus infectieux.

Nous verrons plus tard que ces différences anatomopathologiques ont pu être invoquées pour expliquer certaines modalités cliniques, particulières aux syndromes parkinsoniens post-encéphalitiques. Quoi· qu'il en soit, ainsi que le fait remarquer M. le professeur Roger, on ne peut être autorisé à l'heure actuelle à juger de lésions d'âge si différent et conclure de ce fait à la dualité des deux syndromes.

L'étiologie des syndromes parkinsoniens s'est éclairée au cours de ces deux dernières années. L'éclosion du parkinsonisme chez les encéphalitiques a mis en lumière un facteur insoupçonné jusqu'à ce jour: le facteur infectieux.

Celui-ci paraît en effet démontré dans les cas intéressant l'enfance et l'âge adulte, mais il n'est pas invraisemblable de concevoir un même processus pour ceux (la majorité) qui intéressent le vieillard et constituent la paralysie agitante classique.

SYNDROME PARKINSONIEN
POST-ENCEPHALITIQUE. — ETUDE CLINIQUE

A côté de la forme typique de Parkinson sénile, il en existe d'autres, auxquelles certaines modalités symptomatiques donnent un caractère spécial.

Déjà quelques cas de parkinsonisme post-infectieux avaient été décrits chez les jeunes. A l'heure actuelle le parkinsonisme post-encéphalitique s'est créé une part importante parmi ces formes étiologiques. Mais l'on peut dire avec la majorité des auteurs qu'il n'offre aucune différence essentielle vis-à-vis de la paralysie agitante classique.

Observé pour la première fois par Economo, en 1917, le syndrome parkinsonien post-encéphalitique succède le plus souvent à la forme oculo-léthargique d'encéphalite, et d'après Catola (de Florence) il représenterait les suites les plus fréquentes de cette affection. Sa nature infectieuse semble établie et ce fait le distingue déjà de la paralysie agitante pour laquelle on ne peut noter d'antécédents infectieux évidents. Ernst dans sa thèse de Paris (1921) conclut dans le même sens.

La date d'éclosion des signes parkinsoniens est variable. Ces signes apparaissent le plus souvent pendant les premiers mois de l'évolution de l'encéphalite, parfois plus d'un an après son début. L'apparition de ces signes affecte un caractère spécial dans la forme que nous décrivons; elle est relativement rapide. La période prodromique est courte, et la généralisation des symptômes ne tarde pas à sa manifester.

Ce mode de début est à opposer au début insidieux et lentement progressif de la paralysie agitante. A la période d'état le tableau clinique du parkinsonisme se rapproche beaucoup de la forme classique. Nous retrouvons les trois symptômes fondamentaux:

La rigidité musculaire est constante et précoce. Elle commande l'attitude, les mouvements et la démarche du parkinsonien. Par opposition à la forme classique, elle serait d'après Souques modifiée par les circonstances circulatoires, notamment la période digestive. Cette rigidité se traduit aussi par l'attitude soudée et l'aspect figé caractéristiques. Elle s'observerait d'abord à la face et se généraliserait rapidement contrairement à la maladie de Parkinson. Le tremblement siégeant aux extrémités supérieures et inférieures est tardif. D'abord discret, intermittent, il demeure peu accentué restant toujours localisé aux membres.

La rigidité et le tremblement impriment à l'écriture et à la parole du parkinsonien un caractère spécial:

L'écriture est petite, sinueuse, irrégulière.

La parole est lente, sourde, monotone.

L'abolition des mouvements automatiques et associés se retrouve dans la forme encéphalitique, et figure le troisième grand symptôme fondamental.

Parmi les symptômes accessoires, nous signalerons les modifications de la réflectivité et des réactions électriques, les troubles de la sensibilité caractérisés par des sensations paresthésiques ou par des phénomènes douloureux siégeant aux articulations. Les sensations de chaleur ou plus rarement de froid localisées à l'épigastre ou dans la région interscapulaire relèvent de troubles vaso-moteurs. Ceux-ci en particulier sont très fréquents dans cette forme.

La sécrétion sudorale et la sialorrhée déjà constatés dans la forme classique sont exagérées chez le parkinsonien post-encéphalitique. La sialorrhée due plutôt au défaut de déglutition de la salive qu'a l'hyperactivité des glandes salivaires peut être un signe révélateur important du syndrome.

La courbe thermique à peu près normale dans la maladie de Parkinson subit ici des modifications appréciables. Elle revêt le type inverse et d'après Sicard la température centrale serait plus basse que la température périphérique.

Du côté des troubles oculaires, un signe particulier a été décrit par Ourgaud dans sa thèse : c'est l'insuffisance de la convergence amenant de la diplopie.

Le parkinsonien présente-t-il un état mental ? Les psychopathies variées observées dans la forme qui nous intéresse paraissent dues au processus diffus touchant l'encéphale. Souques et son élève Ernst ne croient pas aux troubles psychiques chez le parkinsonien encéphalitique. Mendicini (de Rome) oppose l'état mental du vrai parkinsonien à celui de l'encéphalitique : le premier dit-il présente un état de dépression, souffre de son infirmité. Le second, au contraire, est apathique et indifférent.

L'examen du liquide céphalo-rachidien n'offre aucune particularité.

L'examen des urines a parfois révélé l'existence d'une glycosurie.

EVOLUTION. — Il est difficile de formuler un avis sur l'évolution des syndromes parkinsoniens post-encéphalitiques, les cas connus à l'heure actuelle étant trop jeunes. Toutefois, on a pu distinguer des cas régressifs, des cas stationnaires et de cas progressifs. Ces faits différencient encore ces syndromes de la paralysie agitante dont l'évolution est lente, progressive et fatale. Mais il n'est pas permis de conclure et l'on ne peut affirmer que les formes actuellement régressives ou stationnaires ne sont pas le premier stade d'une évolution vers la maladie de Parkinson classique.

ENCEPHALITE AIGUE ET GROSSESSE

Nous croyons devoir exposer ici sommairement, quelques considérations sur l'évolution simultanée d'encéphalites et de grossesse. Les cas publiés jusqu'ici, relativement nombreux, ont donné lieu à divers travaux. C'est en nous inspirant de ces travaux que nous avons rédigé cet aperçu. Il nous permettra de souligner les différences qui, vis à vis de l'état gravidique opposent l'encéphalite aiguë à sa séquelle parkinsonienne.

A. Influences de l'encéphalite sur l'état puerpéral. — Nous étudierons d'abord les modifications ou s'il y a lieu les accidents susceptibles de survenir aux différents stades de l'état puerpéral, puis nous noterons les répercussions de l'état infectieux maternel sur le produit de la conception.

a) *Influences de l'encéphalite sur la grossesse.* — L'encéphalite peut-elle interrompre le cours d'une grossesse et déterminer l'avortement; nous n'avons trouvé aucun cas de cet ordre, publié.

Par contre, la grossesse a pu se trouver interrompue du fait d'un accouchement prématuré. Jorge dans sa statistique en signale trois cas sur vingt-quatre. Cet accouche-

ment survenant peu de temps après l'éclosion de la maladie, de quelques jours à un mois (deux semaines dans le
cas de Tiago d'Almeida, trois semaines dans le cas de
Putnam).

Dans certains cas, la grossesse fut interrompue par l'in-
tervention de l'accoucheur pour sauver la vie de la mère,
tel le cas heureux (publié par Sicard dans le *Bulletin de la
Société Médicale des Hôpitaux* du 15 décembre 1921)
d'une femme qui, au troisième mois de sa grossesse, présenta le tableau clinique de l'encéphalite, diagnostic qui
fut précisé plus tard grâce à l'apparition de symptômes
parkinsoniens, cette encéphalite ayant été considérée tout
d'abord comme une chorée gravidique.

Nous verrons plus tard que l'état gravidique assombrit
le pronostic de l'encéphalite.

L'encéphalite peut n'influencer en rien la grossesse qui
évolue normalement jusqu'à terme, aucun incident fâ-
cheux ne survenant au cours de la gravidité. Il convient
de dire toutefois que cette heureuse éventualité s'est ren-
contrée le plus souvent dans les formes légères d'encéphalite, tel le cas cité par Neal en 1919.

Néanmoins cette issue heureuse peut se trouver dans
certains cas graves, tels ceux qui furent communiqués par
MM. Euzière et Carrieu à la Société des Sciences médi-
cales de Montpellier (11 février 1921). et dans lesquels
mère et fœtus supportèrent sans trop en souffrir, des épi-
sodes encéphalitiques aigus.

On note la même évolution favorable lorsque l'infection
encéphalitique débute à une date assez rapprochée du
terme tel le cas, qui nous est communiqué par M. le professeur Roger (Encéphalite survenant à la fin d'une grossesse; Syndrome parkinsonien net apparaissant peu de
temps après).

Enfin Schultze signale un cas de grossesse prolongée, le terme était dépassé d'un mois.

b) *Influences de l'encéphalite sur l'accouchement.* — L'encéphalite ne paraît pas modifier sensiblement les phénomènes de l'accouchement, aucune dystocie n'a été constatée et le travail de durée moyenne s'est accompli normalement. Il convient toutefois de signaler comme particularité, le peu d'intensité des douleurs au cours de l'accouchement. Ce fait semble tenir aux troubles de la sensibilité qui accompagnent l'infection léthargique.

c) *Influences de l'encéphalite sur les suites de couches.* — Nous n'avons rien trouvé de signalé à ce propos.

d) *Influences de l'encéphalite sur le produit de la conception.* — Dans certains cas, l'enfant n'a pu naître du fait de la mort de la mère à une époque peu avancée de la grossesse. Six cas sur vingt-quatre dans la statistique de Jorge. D'autres fois, l'accouchement prématuré, spontané ou provoqué a été suivi de résultats variables: trois cas de mortinatalité de Putnam, Tiago et Pimenta, et deux cas heureux de Dinitz et Santi.

Lorsque l'accouchement s'est produit à terme, l'enfant est quelquefois venu vivant comme dans les cas de Harris et Novaes, mais plus fréquemment mort.

D'ailleurs quand le fœtus est né vivant, il a souvent, mais non toujours présenté des symptômes d'encéphalite héréditaire, affection qui a guéri dans les cas de Harris et Novaes, mais qui a été fatale dans le cas de Santi.

Telles sont brièvement résumées les influences de l'encéphalite épidémique sur l'état puerpéral, cet exposé que nous empruntons à la statistique de Jorge, nous permet de formuler les déductions suivantes:

La grossesse a été menée à terme six fois sur vingt-trois soit dans 26 pour cent des cas.

L'accouchement prématuré est relevé dans trois cas sur vingt-trois, soit 13 pour cent des cas.

L'accouchement provoqué tenté trois fois n'a été heureux que dans un cas.

Dans l'accouchement à terme, le fœtus est né viable cinq fois sur vingt et un, soit 23,8 pour cent des cas, et n'a survécu que dans quatre cas.

Ces résultats statistiques prouvent donc à l'évidence que l'encéphalite a une action néfaste sur la grossesse et le produit de la conception.

B. Influences de l'état puerpéral sur l'encéphalite. — 1° La grossesse est une cause prédisposante à l'évosion de l'encéphalite.

Les statistiques donnent des chiffres variant de 3 à 25 pour cent, soit en moyenne 5,8 pour cent de cas d'encéphalites observés au cours de l'évolution d'états gravidiques.

Ce pour centage qui ne peut que donner une idée approximative, car ces statistiques portent sur un nombre trop faible d'encéphalitiques frappés en cours de grossesse, tend néanmoins à induire que celle-ci est une cause de déchéance prédisposante à la réceptivité du virus encéphalitique.

2° L'état gravidique a des effets variables sur l'évolution de l'encéphalite.

Nous signalerons ces effets en suivant le cours de l'état gravidique.

La mère peut mourir en état de gravidité, sans expulsion du produit de la conception par suite de l'âge peu avancé de la grossesse (cinq cas publiés par Sachs, Pensera et Bassoe, sur vingt-trois de la statistique de Jorge)

mais aussi elle peut guérir de l'encéphalite (cas de Valente et de Santi).

L'accouchement prématuré, tenté dans un but thérapeu-
tique a été néfaste pour la mère dans un cas de Santi, par
contre dans un cas de Dimitz le résultat fut heureux.
L'accouchement spontané à terme ou avant terme a été
suivi de résulats variables. Parfois il n'a pas eu d'influence sur la maladie qui a guéri (deux cas de Harris et
Neal) ou qui s'est améliorée temporairement (un cas de
Repond).

Plus souvent l'accouchement précipite l'évolution de
l'encéphalite (cas de Putman, Pensera, Tiago, Novaes,
Pimenta, Santi), soit 26 pour cent des cas. En résumé,
l'encéphalite subit une aggravation rapide, surtout fré-
quente pour le post partum et amenant une fois sur quatre la mort de la mère dans les deux semaines qui suivent
l'accouchement. A noter le cas démonstratif, cité par Pimenta, d'une encéphalite se déclarant la veille du jour de
l'accouchement et entraînant la mort de la mère douze
jours après.

3° La grossesse augmente la mortalité de l'encéphalite.
En effet, d'après Jorge, sur vingt-trois cas suivis il y eut
quatorze décès, soit une mortalité de 60 pour cent alors
que, en dehors de la grossesse, la léthalité de la femme
encéphalitique est de 20 à 30 pour cent.

Il résulte de cette étude que le pronostic immédiat et
médiat de l'encéphalite est obscurci du fait de la véritable
complication que constitue la grossesse. Ce qui soulève la
discussion qui ne peut être envisagée ici, de l'accouchement provoqué dans le but de sauver la vie de la mère.

Nous avons été guidés dans cette étude par l'idée que la
mort de la mère doit être attribuée à l'encéphalite, cause
efficiente, la grossesse n'intervenant que comme cause
occasionnelle.

EVOLUTION DES GROSSESSES AU COURS
DES SYNDROMES PARKINSONIENS

Dans le numéro du *Marseille Médical* du 15 mai dernier M. le professeur Roger, après avoir publié deux observations de syndromes parkinsoniens post-encéphalitiques, avec grossesse intercurrente, ajoute:

« Ces deux faits méritent d'être rapprochés, car si l'on a beaucoup écrit sur l'état gravidique au cours d'encéphalites aiguës, on a peu étudié la grossesse au cours d'encéphalites parkinsoniennes subaiguës ou chroniques ».

Nous avons essayé par ce travail de préciser les répercussions réciproques que pouvaient présenter ces deux états évoluant parallèlement.

Très peu d'observations relatives à notre sujet sont portées à notre connaissance. A celles publiées par M. Roger, nous ajouterons celles de Pulido Valenti, de Rathery et Cambassédès, de Guillain et Gardin, et de Petit. Nous ne pourrons tabler que sur ces six observations publiées à ce jour.

A. — *Influences de l'état puerpéral sur les syndromes parkinsoniens*

L'état puerpéral avec ses incidents puis l'accouchement et les suites de couches sont à envisager successivement. L'état gravidique aggrave-t-il le syndrome parkinsonien?

Rien dans nos observations ne nous permet de l'affirmer.

S... Rose dont l'épisode aigu encéphalitique date de décembre 1919, a vu apparaître les premiers signes parkinsoniens, en particulier le tremblement des membres supérieurs, en mars 1920. Sa grossesse qui semble avoir débuté en novembre 1920, se termine heureusement en août 1921. Durant ces neufs mois son parkinsonisme s'accuse à peine. Les tremblements déjà constatés s'accentuent sensiblement et la rigidité musculaire devient perceptible.

L'aggravation de son état est constatée seulement en février 1922, soit environ six mois après l'accouchement. De cette époque datent les signes plus nettement parkinsoniens relatés dans notre observation.

Il ne semble donc pas que, dans ce cas, la grossesse soit venue apporter la moindre modification à l'évolution de la maladie en cours.

S... Fanny est atteinte d'encéphalite en avril 1920. La séquelle parkinsonienne qui apparaît en janvier 1921 s'accuse vers juillet (hémiparésie droite, tremblement à l'occasion de l'acte, sialorrhée, attitude soudée, etc.). Le tableau clinique est dans ce cas constaté plus complet. Mais comme dans le cas précédent, la maladie ne paraît subir aucune amélioration ni aggravation du fait de la grossesse qui se poursuit d'août 1921 à mai 1922 pendant une période de régression momentanée du syndrome.

La malade de Guillain et Gardin est devenue enceinte au cours d'un syndrome parkinsonien très avancé. Son état de déchéance physique a permis cependant l'évolution de la grossesse jusqu'à terme, sans qu'aucunes modifications des signes parkinsoniens ne soient constatées.

Le cas de Rathery et Cambessédès aboutit aux mêmes conclusions. L'état parkinsonien est resté stationnaire durant toute l'évolution de la grossesse. L'aggravation de l'état de la mère, trois mois après l'accouchement relève de phénomènes médullaires et n'est pas imputable à l'état gravidique.

L'observation de Pulido et Valenti est malheureusement incomplète, la grossesse n'ayant été suivie que pendant deux mois. L'auteur ne signale rien d'anormal quant à l'état parkinsonien.

Dans notre dernière observation, celle de Petit, la grossesse semble avoir évolué avant l'apparition des signes nettement parkinsoniens, ceux-ci ne s'accusent qu'après l'accouchement. Il ne semble pas que l'état gravidique ait eu grande influence sur l'évolution ultérieure de la maladie.

Nous rapprocherons de ce cas l'observation suivante qui nous est communiquée par M. le professeur Roger : « Une malade, actuellement atteinte de syndrome parkinsonien, est devenue enceinte peu après l'épisode encéphalitique aigu. Le syndrome parkinsonien en serait devenu apparent que quelques mois après l'accouchement. L'enfant est vivant et bien portant.

Des observations précédentes, il semble donc résulter que la séquelle encéphalitique évolue indépendamment de la grossesse. Bénigne ou grave, elle ne paraît nullement aggravée ou améliorée par l'état gravidique, son pronostic est invariable.

Pas plus que pour la grossesse, nous ne retrouvons dans nos observations un fait qui puisse affirmer l'influence de l'accouchement et des suites de couches sur l'encéphalite parkinsonienne. Il n'est nullement besoin

de faire remarquer combien ces conclusions sont différentes de celles que nous avons tirées, dans le paragraphe
précédent à propos de grossesse et d'encéphalite.

B. — *Influences du syndrome parkinsonien sur l'état puerpéral et le fœtus*

Suivant le plan que nous avons adopté, il conviendra
d'éudier les effets de l'encéphalite chronique parkinsonienne au cours de la grossesse, de l'accouchement, et des
suites de couches, d'envisager ensuite le retentissement de
l'affection sur l'organisme fœtal.

1° *Avant la grossesse.* — Quelles sont d'abord les influences de l'encéphalite parkinsonienne sur les probabi-
lités de la conception.

M. le professeur Roger dit à ce propos : « D'une façon
générale de pareilles malades ont peu do chances de devenir enceintes ayant des troubles ovariens, une irrégula-
rité, ou une suppression complète des règles, telle notre
malade de l'observation I (S... Rose) qui depuis son accouchement n'a plus vu apparaître ses règles ».

Nous devons cependant signaler le cas de la malade
Yvonne P... (observation VI) qui a vu ses règles s'établir
normalement après son accouchement, alors que la maladie était en pleine évolution.

Les autres observations ne nous apprennent rien à ce
sujet. Quoi qu'il en soit, la proportion minime, de cas de
grossesses mentionnés démentre les très faibles probabi-
lités de conception chez les femmes atteintes.

2° *Influences des syndromes parkinsoniens sur la grossesse.* — Les conclusions tirées de nos observations sont

très nettes. Dans cinq cas sur six, la grossesse a évolué normalement jusqu'à terme. Nous n'avons pas trouvé signalés de signes d'intoxication gravidique : ni albumine, ni délire, ni éclampsie, ni chorée, ni vomissements exagérés. L'accouchement prématuré n'a jamais été constaté.

Quel que soit le degré de gravité du syndrome, aucune répercussion ne se traduit sur la grossesse. Sur les cinq cas déja cités, quatre s'adressent à des formes relativement bénignes de Parkinson (débuts de syndrome avec symptomatologie peu accusée, ou états stationnaires bénins) ; le cinquième cas, celui de Guillain et Gardin, s'adresse à une forme grave qui s'accompagne d'un très mauvais état général. Or, l'état gravidique n'a pas plus été touché dans ce dernier cas que dans les précédents. L'observation de Pulido Valente est moins probante. Toutefois rien d'anormal n'a été signalé au cours des deux premiers mois de la grossesse.

Influences des syndromes parkinsoniens
sur l'accouchement

Les syndromes parkinsoniens n'entraînent aucunes dystocies. Les phénomènes physiologiques et mécaniques de l'accouchement ne paraissent nullement troublés. Ainsi trois de nos observations ne signalent aucune particularité intéressante. Le cas de Guillain et Gardin présenta quelques difficultés à la période d'expulsion. Le dégagement en occipito sacré détermina une lenteur dans l'accouchement que l'on termina heureusement par une application de forceps. Donc rien d'imputable au syndrome parkinsonien.

Chez une malade de M. le professeur Roger, l'accouchement évoluant rapidement quoique la femme fut primigeste, ne déclancha que de faibles douleurs, comme chez certaines encéphalitiques.

Il n'est pas noté d'accidents de la délivrance.

Ainsi donc, le muscle utérin paraît échapper au phénomène de rigidité qui frappe les autres muscles, ce qui se traduit par l'évolution normale de ces accouchements.

*Influences des syndromes parkinsoniens sur les suites
de couches*

.Les suites de couches sont normales dans· toutes nos observations. En général, les règles tardent à se rétablir ou ne se rétablissent pas, ainsi que nous l'avons remarqué.

Influences du syndrome parkinsonien sur le fœtus

Elles sont nulles. Dans nos observations, soit dans les cinq cas réunis, l'enfant est né à terme et viable.

Aucun signe nerveux imputable à la maladie de la mère n'a été relevé, ce qui tient sans doute à l'atténuation du virus dans la forme chronique encéphalitique. L'un de ces nourrissons, celui de S... Rose meurt à deux mois et demi de convulsions, ni somnolence, de cachexie progressive par suite d'un allaitement défectueux. Le syndrome parkinsonien dans ce cas n'a pas déterminé la mort de l'enfant, mais a agi comme cause indirecte au même titre qu'une maladie générale.

Dans le cas de Rathery et Cambessedès l'enfant est bien portant, mais une aggravation de la maladie chez la mère, ne permet pas de continuer l'allaitement au-delà du troisième mois.

Dans l'observation de Guillain et Gardin, aucune complication ne venant troubler l'allaitement au sein, on peut noter l'augmentation successive du poids de l'enfant qui pèse 2 kil. 750 à la naissance, 3 kil. 200 à un mois, 3 kil. 900 à 3 mois.

Les deux autres enfants sont aussi bien portants.

La question de la transmission placentaire de l'encéphalite chronique parkinsonienne semble donc résolue par la négative d'après ces constatations, car aucun de nos nourrissons n'a présenté de signes nettement encéphalitiques (somnolence ou convulsions).

OBSERVATIONS

OBSERVATION I

(Due à l'obligeance de M. le Professeur Roger)

Epouse S... Rose, 22 ans, commise de magasin à Alger Entrée à la Clinique neurologique le 25 février 1922 pour tremblements des membres supérieurs, plus particulièrement du membre supérieur gauche.

Histoire de la maladie. — En décembre 1919, la malade employée comme vendeuse aux Nouvelles Galeries à Alger, a la grippe (?) Pendant un mois elle reste alitée présentant : un délire calme (délire professionnel, la malade parle de son magasin, de ses ventes), sans hallucinations, ni auditives, ni visuelles et de l'insomnie ; pas de troubles moteurs appréciables, pas de diplopie. Elle paraît avoir repris son travail à peine levée.

Au mois de mars 1920, elle accuse de la céphalée, du tremblement très léger des membres supérieurs, de l'asthénie ; ce qui ne l'empêche pas de se marier au cours d'une période de rémission, en octobre 1920, après avis favorable du médecin consulté. En août 1921, elle accouche normalement, à terme, d'un enfant viable, mais plutôt petit qui meurt à deux mois et demi, sans avoir fait semble-t-il de convulsions sans avoir marqué de tendance particulière, à la somnolence. Durant la grossesse qui s'est passée sans symptômes particuliers d'intoxication gravidique (pas d'albuminurie, pas de mouvements choréiques ni de troubles psychiques), les tremblements s'accentuent progressivement en même temps que s'installe un certain degré de rigidité musculaire. Ces troubles paraissent avoir considérablement augmenté depuis trois mois ; ils s'accompagnent depuis lors d'une sialorrhée incessante. Sur les conseils de son médecin, elle vient sur le continent dans l'espoir qu'un changement d'air et de milieu lui serait favorable.

Entre temps vers le milieu de sa grossesse, elle est abandonnée par son mari à cause de son état de santé.

Antécédents personnels. — Rien de particulier à signaler. Pas de troubles nerveux antérieurs, pas de crises convulsives. Réglée à 14 ans, elle est régulièrement réglée jusqu'au moment de sa grossesse, mais depuis cette époque ses règles ne se sont plus rétablies.

Antécédents héréditaires. — Le père, encore vivant, est en bonne santé, et ne paraît présenter ni éthylisme, ni syphilis, ni tuberculose. La mère est morte jeune, subitement, d'affection inconnue de la malade.

Elle a un frère en bonne santé et dit que dans sa famille jamais personne n'a présenté de maladie semblable à la sienne.

Mari vraisemblablement en bonne santé.

Etat actuel. — La malade, examinée dans son lit se présente à nous repliée sur elle-même en chien de fusil. Son facies figé reste sans expression durant l'interrogatoire. Ses yeux légèrement exorbités sont humides de larmes. La salive s'écoule incessamment et abondamment de sa bouche entr'ouverte. L'avant-bras gauche est agité de secousses rythmées comme si la malade « jouait du tambour ».

À ces mouvements sont associés des mouvements de flexion des doigts rappelant l'acte d'émietter du pain. On constate un tremblement semblable mais moins marqué du membre supérieur droit.

Le membre supérieur gauche est parfois animé d'un mouvement de pédale très net.

Tous ces tremblements sont rapides, à faibles oscillations, s'augmentent sous l'influence de l'émotion, et s'atténuent ou disparaissent dans l'acte.

L'examen montre une raideur de tous les membres, raideur qui résiste à une série de mobilisations passives.

Dans la station debout on est frappé par la flexion persistante de la tête avec hypertonie des sterno-clido-mastoïdiens qui font saillie sous la peau, et contracture des muscles de la nuque. Les membres supérieurs raidis en demi-flexion restent collés au corps.

La marche se fait en un seul bloc rigide, d'une seule pièce ; elle est lente et souvent difficile par suite d'une tendance à l'entraînement en arrière. Dans la marche, les coudes restent fixés contre le tronc.

La sensibilité n'est pas troublée, la malade réagit à la piqûre, au tact, dissocie le chaud et le froid ; le sens stéréognostique est conservé.

L'exploration des réflexes tendineux montre des réflexes rotuliens et tricipitaux vifs. Les autres sont normaux. Réflexes plantaires en flexion. Le gros orteil gauche qui est en extension permanente accompagne les autres orteils dans leur mouvement de flexion.

Du côté des yeux pas de nystagmus, vision bonne, bonnes réactions pupillaires.

La parole est lente comme si la malade était à bout de force, exténuée par la fatigue, et pouvait à peine s'exprimer. Quoique son facies figé, sa sialorrhée continuelle, sa difficulté de parole donnent à cette jeune malade un aspect un peu hébété, on peut se rendre compte, au cours d'un examen prolongé que le déficit intellectuel est beaucoup moins marqué qu'on ne pourrait le croire au premier abord ; la mémoire est très bien conservée, la malade répond avec précision aux questions qu'on lui pose. Il semble cependant qu'elle ne se préoccupe pas beaucoup de son infirmité si pénible ; elle n'accuse pas d'expression d'émotivité quand on lui cause de la désertion du foyer conjugal par son mari.

Les différents autres systèmes ne présentent rien de particulier. Système cardio-vasculaire : normal. La tension artérielle, mesurée au Vaquez donne 11 et 8. Le pouls est à 72, bien frappé.

Le système pulmonaire est normal. Le tube digestif également.

Les urines ne contiennent ni sucre, ni albumine. La réaction de Bordet-Wassermann recherchée dans le sang est négative. Le liquide céphalo-rachidien (14 mars 1922), pression au manomètre de Claude : 15 au début, 7 après soustraction de 10 centimètres cubes. Leucocytes : 1,4 par millimètre cube à la cellule de Nageotte. Albumine, 0,20 par litre. Réaction de Bordet-Wassermann négative.

Après un traitement par la spasmalgine (un comprimé le matin, et injection d'une ampoule de 1 centimètre cube par jour) associée à des bains chauds, on peut rapidement constater une amélioration sensible : suppression de la sialorrhée, atténuation des mouvements du membre inférieur, diminution légère de la raideur, amélioration que la malade accuse elle-même.

Le 17 juillet, la malade présente un tremblement de plus en plus marqué ; la sialorrhée est cependant moins abondante. La raideur s'accuse de plus en plus.

Observation II
(Due à l'obligeance de **M**. le Professeur Roger)

S. Fanny, 30 ans, polisseuse de métaux, vient à la consultation le 14 novembre 1921, pour rigidité parkinsonienne avec tremblement, obésité, salivation.

Le début remonte à avril 1920. A ce moment, la malade présente de l'insomnie pendant un mois; elle suspend son travail pendant cinq mois.

Durant sa maladie, elle ne présente pas de sensation de fièvre (sa température n'a pas été prise avec un thermomètre,) céphalée intense et durable, cauchemars avec agitation nocturne; pas de diplopie. Envoyée à la campagne ultérieurement, elle se repose là pendant quatre mois. A ce moment apparaît de la faiblesse du membre inférieur. Elle reprend ensuite son travail, mais son habileté est moindre, son rendement professionnel diminué. Elle grossit un peu, mais ne sait pas de combien. A partir du mois de janvier, elle commence à marcher lentement, à garder une attitude soudée, à faire de petits pas.

En juillet 1921, elle accuse une sensation d'hémiparésie droite, avec parfois un léger tremblement à l'occasion de l'acte. Sialorrhée.

Depuis trois mois, augmentation des symptômes.

Antécédents personnels. — Rougeole, coqueluche, fluxion de poitrine. Pleurésie à 17 ans.

Réglée à l'âge de 14 ans, la malade présentait des règles peu abondantes durant à peine deux jours.

En 1918, à la suite de métrite sans doute, phénomènes de pelvi-péritonite terminés par une colpotomie.

3 ɍ

Depuis cette époque, la malade a toujours eu ses règles, avec souvent de l'avance même durant sa maladie. Leur suppression remonte au mois de septembre 1921 et l'examen fait constater une grossesse de 3 mois. Cette grossesse évolue normalement ainsi qu'on peut le constater en mars 1922, l'avis de M. le professeur Guérin-Valmale ayant été demandé à ce sujet.

Pas d'accidents gravidiques, ni intoxication, ni albuminurie, ni délire, ni chorée.

Antécédents héréditaires. — Père mort à 62 ans, d'une tumeur à l'estomac. La mère âgée de 62 ans est en bonne santé ; elle a perdu trois enfants en bas âge.

Etat actuel. — La malade examinée debout, se présente à nous dans un aspect raidi, la tête légèrement penchée en avant. Son facies est figé, la bouche est légèrement entr'ouverte, un peu de salive s'en écoule.

Un très léger tremblement agite le membre supérieur droit ; nous ne constatons rien de semblable aux autres membres. Le membre supérieur droit principalement, et les autres membres accessoirement sont raides. La force musculaire est diminuée.

La marche se fait d'un seul bloc, d'une seule pièce. Elle est lente, mais encore assez facile.

La sensibilité n'est pas troublée.

L'exploration des réflexes tendineux montre des réflexes rotuliens et achilléens un peu vifs. Les autres sont normaux.

Du côté des yeux, on note du nystagmus, vision bonne, bonnes réactions pupillaires.

La parole est lente. La malade semble réfléchir profondément avant de répondre, cependant le déficit intellectuel n'est pas nettement marqué, la mémoire est bien conservée, la malade répond avec précision aux questions qu'on lui pose, elle répond même assez vivement comme on a pu le constater à la suite d'une observation que lui fit sa belle-mère durant la consultation.

Les différents autres systèmes ne présentent rien de particulier.

Système cardio-vasculaire normal. La tension artérielle mesurée au Pachon est de 12,5-6,5. Pouls, 76.

Les urines ne contiennent ni sucre, ni albumine.

L'examen du sang et celui du liquide céphalo-rachidien n'ont pas été faits.

On prescrit à la malade un traitement par le cacodylate de soude.

A la suite de ce traitement, on constate le 9 janvier 1922 une amélioration de son état, le tremblement disparaît, il reste un peu de parésie du membre supérieur droit. On. prescrit à nouveau un traitement cacodylé, que l'on change le 13 mars 1922 pour un traitement par la spas-malginè. La malade, revue le 20 mars 1922, s'est encore améliorée. Le tremblement, la sialorrhée ont totalement disparu, le nystagmus est à peine visible et seule subsiste de la raideur et de la lenteur dans les mouvements. La grossesse de 7 mois évolue normalement, et la malade n'accuse aucun trouble de ce côté ainsi que nous l'avons dit ci-dessus.

Le 27 avril, la malade se plaint brusquement d'un point de côté, avec toux, mais peu d'expectoration. Température très élevée. Etat subdélirant.

Au bout d'une semaine environ, chute brusque de la température. L'accouchement a lieu à terme le 16 mai. Le travail dure quatre heures avec douleurs peu accentuées. Le poids de l'enfant était de 2 kil. 500 le lendemain.

La malade est revue vers la mi-juin, elle se sent moins raide depuis son accouchement mais conserve toujours la même tendance au sommeil.

La sécrétion lactée serait abondante, mais la malade le plus souvent seule, ne peut allaiter que difficilement son enfant. Elle est gênée par la raideur de ses gestes pour mettre son enfant au sein. Les mouvements délicats (dégrafer et ouvrir le corsage) sont particulièrement difficiles. L'enfant, à l'allaitement mixte, présente un bon état général, un bon fonctionnement digestif et n'est ni plus somnolent, ni plus criard que les autres enfants. Aucun signe de lésions nerveuses. Il pèse 3 kil. 500.

La malade est revue le 17 juillet. Le facies est moins figé que pendant sa grossesse. La malade sourit un peu quand on lui parle de son enfant. Le mari qui l'accompagne déclare que la raideur est beaucoup moins marquée que pendant la grossesse. C'est notre impression, le tremblement n'existe pas pendant l'examen et serait beaucoup moins fréquent d'après l'intéressé.

Ce qui tourmente la malade c'est la salivation que la spasmalgine paraissait avoir beaucoup atténuée pendant la grossesse, aussi la malade réclame-t-elle cette médication.

En ce qui concerne l'allaitement, la malade étant plus faible du bras droit ne donne que le sein gauche à son enfant. Le lait est assez abondant de ce côté.

Etant seule à la maison, ayant toujours les mêmes difficultés de mobilisation de ses membres, elle ne donne d'ailleurs le sein que la nuit quand son mari est là, pour l'aider, le jour, biberon. L'enfant bien portant pèse actuellement 4 kil. 180.

OBSERVATION III

(Guillain et Gardin. — Société médicale des hôpitaux. 4 novembre 1922)

Mme M..., âgée de 28 ans, eut au mois de mai 1920 des besoins invincibles de sommeil, cet état de somnolence

dura plusieurs jours, puis survinrent des phénomènes
d'excitation, avec cauchemars, délire, secousses myocloniques, des membres, mouvements spasmodiques des muscles masticateurs, sensation généralisée de fourmillement.
Il y eut durant cette période de la fièvre. On ne constate
aucun trouble oculaire.

A la fin du mois de juin, soit six à sept semaines après
le début de l'affection, une amélioration se produisit, la
malade put se lever, mais son entourage fut frappé par
le facies figé, et la raideur des attitudes durant les mois
d'août et de septembre. L'état psychique se modifia. La
malade devint triste, taciturne, ayant des peurs non moti-
vées, ne voulant jamais rester seule.

En octobre, la parole à haute voix devint presque im-
possible, et la bouche entr'ouverte laissait écouler incessamment la salive.

En novembre, alors que l'état parkinsonien s'était déjà
très accentué, il y eut suppression des règles et une grossesse commença. Cette femme entra dans notre service à
l'Hôpital de la Charité au début du mois de juin 1921 au
septième mois de sa grossesse.

On constatait alors tous les signes d'un grand syndrome parkinsonien; aspect soudé, dans la station debout,
facies complètement inexpressif, hypertonie, rétropulsion
irrésistible, démarche à petits pas rappelant celle des
pseudo-bulbaires, sialorrhée incessante, parole chuchotée
et presque éteinte, tremblement des membres supérieurs
surtout accentué aux doigts, mais ne présentant pas les
mouvements d'émiettement du pouce et de l'index, tremblement antéro-postérieur de la langue, parfois attitude
cataleptoïde avec arrêt durant quelques secondes d'un
mouvement commencé. Hypersudation généralisée, der-
mographisme très accentué sur le tronc, la paroi abdomi-
nale et les cuisses.

Les réflexes tendineux étaient vifs mais non polycinétiques. On notait aussi un état mental particulier, avec aboulie, phobie et tendance aux colères faciles.

Aucun trouble des yeux. Pression artérielle: maxima, 14; minima, 9; le liquide céphalo-rachidien était normal, absence de lymphocytose, 0,22 d'albumine. Réaction de Paudy et de Weichbrodt négative. Réaction de Wassermann négative. Réaction du benjoin colloïdal, négative.

La grossesse chez cette malade atteinte d'un grand syndrome parkinsonien, dans un état physique lamentable, avec une sialorrhée incessante évolua normalement.

Elle accoucha le 1er août à terme. Il y eut une lenteur à la période d'expulsion qui nécessita une application de forceps. Le dégagement de la tête se fit en position occipito-sacrée. La délivrance fut normale. Le placenta pesait 450 grammes. Aucun incident dans les suites de couches.

L'enfant pesait 2 kil. 750 à la naissance. Il fut nourri au sein. Son poids était de 3 kil. 200 le 5 septembre. De 3 kil. 900, le 25 octobre.

Cet enfant bien constitué n'a présenté aucun signe d'encéphalite. Après l'accouchement le syndrome parkinsonien ne présenta aucunes modifications et la malade actuellement se présente telle qu'elle était lors de son entrée au mois de juin dans notre service.

OBSERVATION IV

(Bathery et Cambessedès. — Société médicale des hôpitaux, 8 juillet 1921)

Mme A..., 28 ans, entre dans le service le 9 juin dernier, pour une faiblesse progressive des membres inférieurs datant de trois mois environ. En réalité, l'histoire de la maladie permet de préciser que le début remonte à plus d'un an.

En mars 1920 en effet, la malade qui jusque là était de mentalité normale, se met brusquement un soir à se livrer à des excentricités. Elle cherche querelle à son entourage. Dans la nuit, de vraies hallucinations surviennent qui font voir à la malade les cadavres de son frère et de son beau-frère tués pendant la guerre. Pour chercher le cadavre elle déchire le matelas. Aussi le lendemain dès la première heure, la dirige-t-on sur l'Hôpital.

Elle y reste une quinzaine de jours, mais le mari ignore ce qui s'est passé pendant ce séjour. Il sait seulement que quand il est revenu chercher sa femme, un fait l'a frappé : l'état de somnolence invincible de la malade. Il a fallu la secouer raconte-t-il pour la faire monter dans le tramway et encore n'a-t-elle ouvert les yeux qu'à moitié. Revenue à la maison la malade y a fait une période de deux mois de somnolence. L'histoire racontée par le mari à cet égard est des plus nettes. Tous les matins avant de partir pour son travail, il obligeait sa femme à se lever, et lui fixait sa besogne, mais il la retrouvait endormie sur sa chaise. Un jour elle dormait ainsi près du fourneau sur lequel le repas s'était consumé. Il fallut alors renoncer à occuper la malade. Pendant cette période de deux mois, aucun médecin n'a été appelé. Il ne semble pas d'après les dires du mari qu'il y ait eu d'autres phénomènes traduisant l'encéphalite. Pas de myoclonie en particulier semble-t-il, peut être cependant un certain degré de ptosis.

Au bout de deux mois, la « maladie du sommeil » comme dit le mari se dissipe progressivement et la malade reprend peu à peu son activité, mais elle demeure hébétée et peu agile, alors qu'elle était avant sa maladie une ménagère alerte et une femme intelligente.

Pendant une dizaine de mois la maladie semble s'être

ainsi stabilisée laissant comme séquelle un certain degré d'hébétude et une attitude un peu figée.

Pour autant qu'on puisse tabler sur les renseignements fournis par le mari, l'état se serait peut-être progressivement, mais très peu aggravé.

Entre temps, la malade a mené à terme une grossesse.

L'enfant bien venu jouit d'une parfaite santé.

Nourri au sein pendant trois mois, il a dû être sevré quand la maladie de la mère a repris.

Il y a trois mois environ, une aggravation est survenue dans l'état de la malade. Des mictions impérieuses se sont manifestées et la malade fut confinée au lit pour une soi-disant paralysie progressive des membres inférieurs. L'hébétude et l'attitude spéciale persiste. La malade bave.

Des signes nettement parkinsoniens sont constatés dans la démarche, l'abolition des mouvements automatiques et associés. Le tremblement manque, mais l'on note de l'exagération des réflexes, du clonus du pied.

Pas de troubles de la sensibilité ni de troubles vasomoteurs. Rien à l'examen des divers appareils.

Liquide céphalo-rachidien ; albumine normale, sucre augmenté.

La réaction de Bordet-Wassermann est négative.

OBSERVATION V

(Pulido Valente et Moréas David. — Publiée par Ricardo Josge,
Paris médical, Juin 1921

Début au deuxième mois de la grossesse, du syndrome parkinsonien qui mena la malade trois mois plus tard à l'Hôpital, sans que la grossesse fut troublée.

Observation VI

Nous reproduisons ici une observation recueillie dans
la thèse du docteur Petit (Bordeaux, 1922). L'auteur considère le cas de grossesse qu'il décrit comme ayant évolué au cours d'un syndrome parkinsonien. Il nous semble
toutefois que l'apparition des signes nettement parkinsoniens serait ultérieure à l'accouchement. Voici cette observation :

Yvonne P..., 22 ans, cultivatrice, a son père, sa mère et
12 frères ou sœurs bien portants. Elle aurait eu à 3 ans
une coxalgie pour laquelle elle serait restée étendue pendant dix-huit mois. Entre 16 et 20 ans, âge auquel elle
s'est mariée, elle a eu une grippe sévère pour laquelle elle
est restée un mois au lit. Elle a un enfant bien portant.

Avril 1919. — En avril 1919, étant en état de grossesse
de trois mois, elle a des maux de tête aux deux tempes
pendant huit jours ; le huitième jour en arrangeant des
cartes postales, elle a un vertige et perd connaissance.
Transportée dans son lit, elle se réveille dix minutes
après. A ce moment elle aurait eu les bras « ankylosés ».
Elle n'a pas eu de troubles sphinctériens, mais elle aurait
ressenti un sommeil invincible. Cet état a duré quinze
jours, puis la malade se lève et marche avec un bâton, ses
urines n'ont pas été analysées à ce moment. Un mois
après la malade a une crise nerveuse à propos de contra-
riété. Cette crise a débuté par une exacerbation des maux
de tête et par une crise de larmes. Puis elle a eu une période d'agitation pendant laquelle bras et jambes ont retrouvé toute leur mobilité. Cette agitation dura un quart

d'heure environ. Dénouement dans les larmes. D'autres crises ont suivi. Une fois elle serait tombée du lit et se serait mordue la langue. Après ces crises les mictions sont abondantes, mais non immédiates. La malade reste 24 heures sans manger.

Décembre 1919. — L'état est stationnaire jusqu'à l'accouchement. En décembre, accouchement, qui se fait sans incident. Dans la suite et jusqu'à octobre 1921, la malade a vu sa marche devenir de plus en plus difficile. Elle tomberait parfois après un vertige et ne perdrait pas connaissance (sauf une fois).

2 *octobre* 1921. — La malade a des douleurs, des crampes dans les mollets, les bras, les jambes, les reins, durant cinq minutes et apparaissant surtout dans les mouvements d'extension. Elle ressent une céphalée vespérale durant de 8 heures à minuit. Elle dit voir trouble et double. Elle entend bien et n'a pas de bourdonnements d'oreilles. Elle n'a pas de difficultés pour parler et pour avaler (au début de sa maladie elle aurait parlé difficilement aurait eu la langue lourde, difficile à mouvoir. Ce trouble aurait disparu il y a un an environ). Son appétit est conservé et n'a pas subi de changement au cours de la maladie. La digestion et les selles sont normales. Les mictions sont normales. Il n'y a pas de troubles génitaux et ses rapports sexuels sont normaux. Les règles sont normales depuis l'accouchement.

Debout, la malade a l'aspect figé surtout dans la moitié supérieure du corps. Elle avance, les membres inférieurs un peu fléchis, les membres supérieurs demi-fléchis, collés au corps. La tête est un peu penchée en avant. Les épaules et le tronc sont fixes. Elle avance à pas souples sans hésitation; mais avec lenteur. Elle est capable de faire une marche assez longue. On lui demande de cou-

rir, elle s'y décide difficilement et esquisse quelques pas
de course puis s'arrête soudain.

Pas de propulsion, pas de nystagmus. Les yeux fermés,
les pieds joints, la malade dit sentir qu'elle tourne de gauche à droite. Elle se sent mal sur le pied droit. Elle a tendance à tomber à droite.

Dans le lit, la malade est figée. Elle reste des heures im-
mobile, le facies est inerte, sans rides, sans mimique. Elle
sourit, mais son sourire s'achève lentement. Elle reste un
moment, les yeux bridés, les lèvres entr'ouvertes, mon-
trant ses dents. Elle ferme sa bouche par étapes. Le bras
surélevé passivement, reste suspendu en l'air un moment,
puis retombe progressivement. Etendue sur le dos elle repose, ses membres inférieurs un peu fléchis, et l'extension complète est vaincue avec une certaine résistance.
Les membres supérieurs sont un peu fléchis, leur extension s'obtient, mais il faut vaincre une certaine résistance
des fléchisseurs. Aux membres supérieurs et inférieurs,
la force musculaire semble diminuée. Les réflexes tendineux sont vifs, surtout les rotuliens. Il n'y a pas de signe
de Babinski. Les réflexes cutanés sont conservés. La sensibilité est conservée, et l'excitation de la région lombaire,
provoque un vif redressement de la colonne.

Les sensibilités profondes sont bonnes partout. Les
mouvements du tronc, de l'abdomen, du cou, affectent la
même mobilité paresseuse.

La face est figée, la mimique est très lente et on note
l'arrêt subit des mouvements en plein accomplissement
d'expression. La malade siffle, souffle facilement.

La langue ne présente rien d'anormal, la parole non
plus. Sans cesse, de la bouche s'échappe un filet de salive.
L'ouïe est bonne, toute réserve faite sur le fonctionnement de l'appareil labyrinthique et cérébelleux étudié

plus loin. Les yeux ont une fixité du regard remarquable, les réflexes jouent, la mobilité semble normale. Il existe de la diplopie par paralysie de la convergence. En effet, la diplopie n'existe que si on fait fixer un objet situé à moins de 38 centimètres. Il existe de la tendance à la somnolence.

18 *octobre* 1921. — Epreuve labyrinthique du docteur Portman :

Epreuve du fauteuil : sens + : négative ; sens — : positive.

Epreuve calorique de Barani : eau froide, négative à 250 à droite et à gauche.

Epreuve de Babinski, Weil : positive sens perpendiculaire en trois allées et venues. Pas d'accrochage, pas de faux pas, pas de chute en un sens.

Bon état de l'audition.

En descendant l'escalier après l'épreuve, chute en avant vertiges, sensation nauséeuse.

19 *octobre* 1921. — Céphalée persistante, tendance à la somnolence.

CONCLUSIONS

Divers travaux ont été consacrés à l'évolution de l'encéphalite épidémique aiguë au cours de la grossesse et aux influences réciproques de l'une sur l'autre.

Moins étudiée est l'évolution de la grossesse au cours des séquelles ou de la forme parkinsonienne chronique de l'encéphalite épidémique.

Les cas de grossesse survenant dans de pareilles conditions sont rares, nous n'avons retrouvé que six observations.

Il ne semble pas que la gravidité accentue ou accélère le parkinsonisme ; dans un cas même, ce dernier paraissait moindre après la grossesse qu'avant.

La grossesse n'est pas interrompue du fait de l'encéphalite parkinsonienne et le produit né viable n'a pas présenté de syndrome encéphalitique, il a progressé régulièrement. La rigidité parkinsonienne peut toutefois gêner l'allaitement.

BIBLIOGRAPHIE

ACHARD (Ch.) et NETTER. — A propos de la transmission placentaire de l'encéphalite léthargique. *Bullet. Acad. médec.* Paris, 7 juin 1921, pp. 645-648, 3' s.

ACHARD (Ch.). — L'encéphalite léthargique. Paris 1922, Baillière éditeur, 8°, 324 p., 15 fig.

BANISTER (J.-B.) et SOPHIANOPOULOS (G.). — A case of encephalitis lethargica complicating pregmancy. *Lancet*, London, 1921, 1, 481.

BACIALLI et SCAGLIONE. — Osservazioni e ricerche sulla encefalite letargica in gravidenza. *Ann. di ostetricia Milano*, 1921, XIiii, 38-41.

COMMANDEUR et EPARVIER. — Encéphalite léthargique et grossesse. *Bull. Soc. d'obst. et gynécolog. Paris*, IX, 380-382; *Lyon médical*, n° 13, juillet 1921, p. 615.

COUVELAIRE et TRILLAT. — Un cas d'encéphalite léthargique au cours de la puerpéralité. *Gynécologie et obstétrique*, t. I, 1920, p. 63-70.

DIMÍTZ (L.). — Enzephalitiskrankeer. *Wien. Med. Welnochr.*, 1920, Ixx, 565.

ERNST (H.). — Syndromes parkinsoniens consécutifs à l'encéphalite dite léthargique. *Thèse Paris*, 1921.

EUZIÈRE, CARRIEU, BLOUQUIER DE CLARET et BRUGAIROLLE. — Encéphalite léthargique et grossesse. *Bull. Société des sc. méd. et biol. de Montpellier*, février 1921, pp. 169-171.

Euzière et Carrieu. — Encéphalite léthargique et grossesse. *Montpellier médical*, 1921, XIiii, 223-226.

Froment. — Etats parkinsoniens postencéphalitiques et conditions susceptibles de les modifier. *Réunion neurologique*, 3-4 juin; *Revue neurologique*, Paris, 1921, p. 637.

Fabre. — Encéphalite épidémique chez les femmes enceintes. *Thèse de Montpellier*, 1921.

Fino (C) et Fubini. — Encefalite epidemica e gravidanza. *Gazzetta de Ospedali di Milano*, 1921, XIiii, 402-405.

Guillain (G.) et Gardin (Ch.). — Evolution d'une grossesse chez une malade présentant un syndrome parkinsonien consécutif à une encéphalite léthargique. *Bull. Soc. méd. hôpit. Paris*, séance du 4 nov. 1921, pp. 1417-1420.

Gaujoux et Flaissier. — Un cas d'encéphalite léthargique durant la grossesse (avec guérison et évolution de la grossesse). *Bull. Soc. d'obst. et gynécol. Paris*, 1920, IX, 564-568.

Haag (M.-D.). — Report of a case of encephalitis lethargica in a pregnant woman with autopsy findings. *J. Mich. med. Society Grand Rapids*, 1920, XIX, 483-487.

Haultain (W.-F.-T.). — Labour in a case of encephalitis lethargica. *British M. J. London*, 1921, I, 382.

Jorge (R.). — L'encéphalite léthargique et la grossesse. Transmission de la mère au fœtus. *Paris médical*, 4 juin 1021, 454-458, XXXIX.

Kreiss (P.). — Encephalitis und Schwangerschaft. *Zentralb. fur Gynæk. Leipzig*, 1920, Ixiv, 1220.

Marinesco (G.). — Contribution à l'étude des formes cliniques de l'encéphalite léthargique. *Revue neurologique*, Paris, n° 1, 1921, pp. 1-24.

— L'encéphalite épidémique et la grossesse. *Revue neurologique*, Paris, n° 11, novembre 1921, pp. 1055-1061.

Petit (P.-M.). — Contribution à l'étude du pseudo-parkinsonisme consécutif à l'encéphalo-myélite épidémique. *Thèse de Bordeaux*, 1921-22.

Mercier (R.), Andrieux et Bonnaud (Mlle). — Transmission placentaire de l'encéphalite épidémique. *Bulletin Acad. médec.*, 31 mai 1921, pp. 625-627.

Marinesco (G.). — L'encéphalite épidémique et la grossesse. *Bull. Acad. Méd.*, 12 juillet 1921, pp. 34-40.

Moréas (David). — Grossesse avec syndrome parkinsonien post-encéphalitique (cité par Jorge Ricardo)

Marie (P.) et Lévy (Mlle G.). — Le syndrome parkinsonien dans l'encéphalite léthargique. *Bull. Acad. médec. Paris*, 1920, 539-547.

Pouget (E.), Houel (Ed.) et Gruny (E.). — Clin. obstétric. d'Alger. Sur trois cas d'encéphalite aiguë épidémique au cours de la grossesse. *Le Sud médical et chirurgical*, Marseille, 15 déc. 1921, p. 2063-72.

Pulido (Valente). — Grossesse avec syndrome parkinsonien post-encéphalitique. Cité par Jorge Ricardo.

Pansera (G.). — Contributo allo studio clinico ed anatomo-patologico dell encefalite letargica. *Policlinica, Roma*, XXVII, 263-267.

Roger (H.) et Montagnier (L.). — Tremblement et raideur parkinsoniens après encéphalite délirante; grossesse intercurrente. *Comité médical B.-d.-Rh.* séance du 10 mars 1922. *Marseille médical*, 15 mai 1922, n° 10, pp. 488-495.

Rathery et Cambassédès. — Encéphalite léthargique à évolution prolongée avec recrudescence tardive à type parkinsonien. *Bull. Soc. méd. hôpit. de Paris* 8 juillet 1921, pp. 1051-1053.

Rodriguez. — Sur le traitement des syndromes parkinsoniens post-encéphalitiques par le cacodylate de
soude. S. N. P., 6 janvier. Analysé in *Rev. neuro-
logie*, 1921, p. 111.

Rimbaud. — Encéphalite léthargique à type parkinsonien. *Bull. Soc. sc. méd. et biol. Montpellier*, 1921, p. 181è

Santi. — Encéphalite léthargique et grossesse. R. Accad.
dei Fisiocritici di Siena, 26 mars 1920. Analysé
in *Rev. neurol.*, 1921, p. 1187.

Souques. — Des syndromes parkinsoniens consécutifs à
l'encéphalite épidémique. S. N. P., 3 février. Analysé in *Rev. neurol.*, 1921, p. 178.

Santi (E.). — Della cosidetta encefalite letargica in gravidenza. *Giorn. med. prat. Livorno,* 1920, II, n° 6,
p. 9-14.

Schulze (M.). — Encephalitis lethargica in pregmancy.
J. Am. med. assoc., Chicago, 1920, IXXIV, 732.

Vincent (M.) et Gaujoux. — Encéphalite épidémique et
grossesse. *Rev. franç. de gynécol. et d'obstétr,,*
Paris, 1921, XVI, 147-162.

SERMENT

En présence des Maîtres de cette Ecole, de mes chers condisciples et devant l'effigie d'Hippocrate, je promets et je jure, au nom de l'Etre suprême, d'être fidèle aux lois de l'honneur et de la probité dans l'exercice de la Médecine. Je donnerai mes soins gratuits à l'indigent, et n'exigerai jamais un salaire au-dessus de mon travail. Admis dans l'intérieur des maisons, mes yeux ne verront pas ce qui s'y passe; ma langue taira les secrets qui me seront confiés, et mon état ne servira pas à corrompre les mœurs ni à favoriser le crime. Respectueux et reconnaissant envers mes Maîtres, je rendrai à leurs enfants l'instruction que j'ai reçue de leurs pères.

Que les hommes m'accordent leur estime si je suis fidèle à mes promesses! Que je sois couvert d'opprobre et méprisé de mes confrères si j'y manque!

www.ingramcontent.com/pod-product-compliance
Ingram Content Group UK Ltd.
Pitfield, Milton Keynes, MK11 3LW, UK
UKHW022139170726
13837UKWH00004B/1656